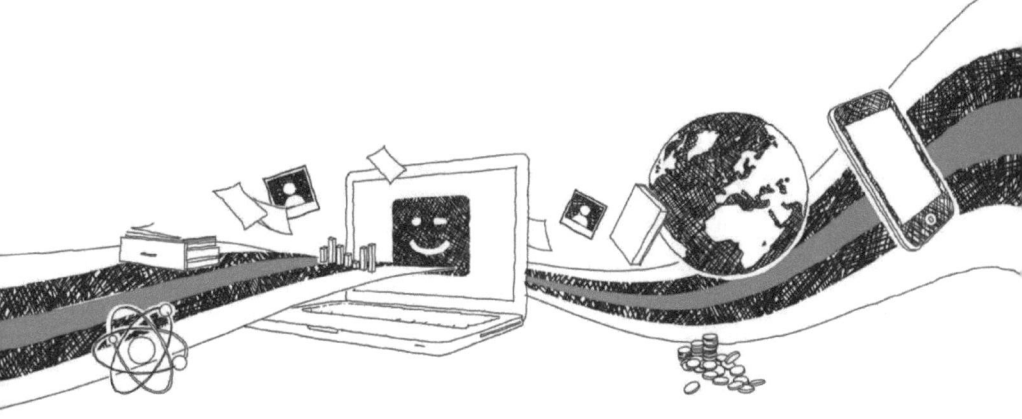
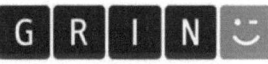

Bibliografische Information der Deutschen Nationalbibliothek:

Die Deutsche Bibliothek verzeichnet diese Publikation in der Deutschen National-bibliografie; detaillierte bibliografische Daten sind im Internet über http://dnb.d-nb.de/ abrufbar.

Impressum:

Copyright © 2013 GRIN Verlag, Open Publishing GmbH
Druck und Bindung: Books on Demand GmbH, Norderstedt Germany
ISBN: 978-3-668-04828-7

Dieses Buch bei GRIN:

http://www.grin.com/de/e-book/304705/tierversuche-zwischen-ethischen-bedenken-und-dem-streben-nach-wissenschaftlichem

Jo Peedikayil-Varghese

Tierversuche. Zwischen ethischen Bedenken und dem Streben nach wissenschaftlichem Fortschritt

GRIN Verlag

Hausarbeit

Bedeutung von Tierversuchen

Vorgelegt von: Jo Peedikayil-Varghese

Inhaltsverzeichnis

1 Einleitung

„Macht euch die Erde untertan und herrschet über die Fische im Meer und über die Vögel unter dem Himmel und über alles Getier das auf Erden kriecht"[1]

Zu Zeiten Mose, hätte man die moralischen Bedenken gegenüber Tierversuchen leicht mit dem obigen Zitat klären können. Heute, 3000 Jahre nach Moses, ist dies nicht mehr so einfach und die Thematik ist zu einer der kontroversesten Themen unserer Gesellschaft geworden. Bereichert wird diese Problematik dadurch, dass der breiten Öffentlichkeit wenige Informationen zugänglich gemacht werden oder die Informationen, die zugänglich gemacht werden, eine manipulative Funktion haben.

Während meiner Arbeit als Biologielaborant habe ich selber Tierversuche durchgeführt, deshalb besteht auch ein persönliches Interesse mich diesem Spannungsfeld zu widmen.

1.1 Problemstellung und Zielsetzung der Hausarbeit

Da durch den modernen Lebensstil in Deutschland einerseits das Bewusstsein zum verantwortungsvollen Konsum und andererseits der Massenkonsum steigen, gewinnen die moralischen und wissenschaftlichen Bedenken gegenüber Tierversuchen immer mehr an Wert. Hinzu kommt die negative Wahrnehmung gegenüber Tierversuchen in der Öffentlichkeit. Auch der wissenschaftliche Fortschritt eröffnet neue Versuchsmethoden, bei denen man auf Tiere verzichten kann. Diese Alternativmethoden sind zwar noch nicht ganz etabliert nehmen jedoch an Bedeutung zu.

Im Rahmen dieser Hausarbeit für das Studienfach „Methoden des Wissenschaftlichen Arbeitens" soll die Bedeutung von Tierversuchen erläutert werden. Ziel dieser Hausarbeit ist es die Notwendigkeit von Tierversuchen für bestimmte Anwendungsgebiete zu erklären. Dabei sollen durch eine differenzierte Sichtweise die Rahmeninformationen, die Vor und Nachteile und die bioethischen Aspekte dieser Thematik dargestellt werden, mit dem Anspruch einen einseitigen Gesamteindruck zu vermeiden.

1.2 Vorgehensweise

Um dem Leser durch grundlegende Informationen ein Eindruck zu den Rahmenbedingungen der Tierversuche zu ermöglichen, wurden Daten aus Literaturrecherche, Internetquellen und eigene Erfahrungen verwendet. Um einen Eindruck über die gesellschaftliche Wahrnehmung und deren Einstellung gegenüber Tierversuchen zu machen wurde eine anonyme Online-Umfrage durchgeführt. Die Umfrageergebnisse wurden dann mit den Daten aus der Literaturrecherche und den Internetquellen verglichen.

---

[1] 1.Buch Mose, Kapitel 1, Vers 28

2   Rahmeninformation zu Tierversuchen

Tierversuche zählen in der heutigen Zeit zu unerlässlichen Prüfungsmethoden. Sei es bei der Zulassung von neuen Arzneimitteln oder zur Gewinnung neuer Erkenntnisse in der Forschung. Dies ist teils sogar staatlich vorgeschrieben, wie z.b. bei der Arzneimittelzulassung.

2.1   Statistiken zu Tierversuchen in Deutschland

2.1.1   Anzahl der Tierversuche in Deutschland

In Deutschland ist seit 1989 eine Erfassung der Tiere die für Tierversuche eingesetzt werden gesetzlich vorgeschrieben. Statistiken über die Zahl der Tierversuche und Tiere vor 1998 gibt es nicht bzw. lassen keine Rückschlüsse über die Gesamtzahl verwendeter Tiere zu.

In der folgenden Tabelle werden die Tiere die jährlich für Tierversuche verwendet werden aufgelistet. Bedingt durch die Verfügbarkeit der Daten im Zeitraum 1990 bis 1999 stützt sich diese Tabelle vorwiegend auf die Zahlen der letzten Jahre.

Jahr	Tiere für Tierversuche [Millionen]	Jahr	Tiere für Tierversuche [Millionen]
1989	2,60	2006	2,51
1997	1,50	2007	2,60
2000	1,82	2008	2,69
2001	2,16	2009	2,78
2002	2,21	2010	2,85
2003	2,12	2011	2,91
2004	2,26	2012	3,08
2005	2,41		

Tabelle 1: Anzahl der eingesetzten Versuchstiere pro Jahr in Deutschland
Quelle: Eigene Darstellung in Anlehnung an den Jahresberichten für Versuchstierzahlen vom Bundesministerium für Ernährung und Landwirtschaft

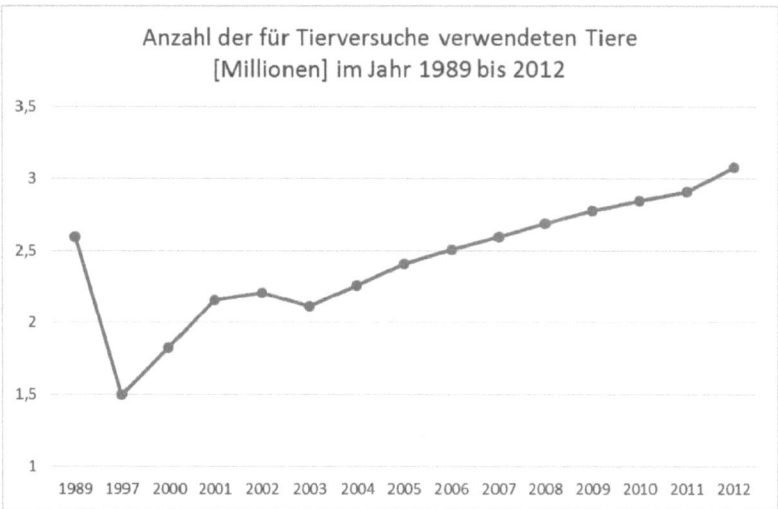

Abbildung 1: Anzahl der für Tierversuche verwendeten Tiere [Millionen] im Jahr 1989 bis 2012 in Deutschland
Quelle: Eigene Darstellung Anlehnung an den Jahresberichten für Versuchstierzahlen vom Bundesministerium für Ernährung und Landwirtschaft

2.1.2 Transgene Tiere in der Gentechnik

Der enorme Sprung der Tierzahlen von 1997 zu 2001 lässt sich durch die Etablierung von transgenen Versuchstieren in der Gentechnik erklären. Bei diesen transgenen Versuchstieren werden durch Züchtung und spezielle Verfahren bestimmte Gene beseitigt oder so verändert, dass eine gewünschte Krankheit bei dem Versuchstier entsteht. Weil dies ein Vorteil für die Überprüfungen eines Therapieerfolges ist, steigen die Zahlen der transgenen Versuchstiere. 2011 betrug die Zahl der transgenen Versuchstiere für die Gentechnik 731.678. Somit macht die Gentechnik mit 25% den größten Anteil aus[2].

Jahr	Anzahl der transgenen Versuchstiere	Jahr	Anzahl der transgenen Versuchstiere
2007	500.000	2010	723.000
2008	537.000	2011	731.678
2009	607.816		

Tabelle 2: Anzahl der transgenen Versuchstiere im Jahre 2007 bis 2010 in Deutschland
Quelle: Eigene Darstellung Anlehnung an Corina Gericke (2011) und Ärzte gegen Tierversuche e.V.

---

[2] Vgl. Ärzte gegen Tierversuche e.V.

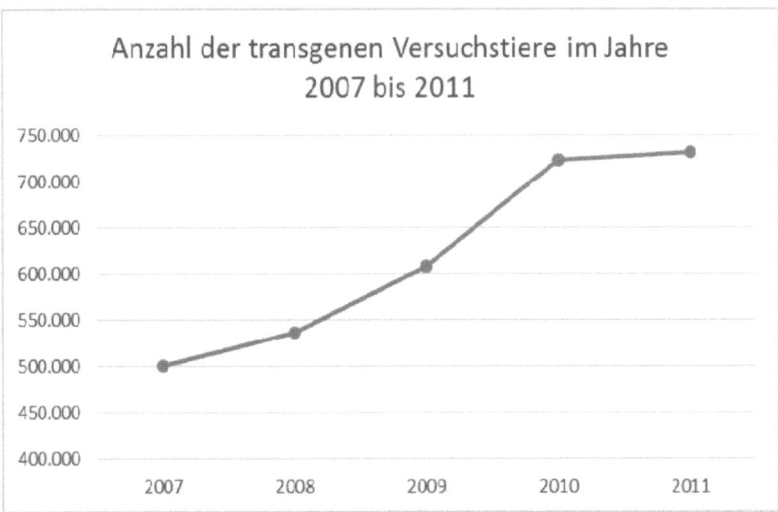

Abbildung 2: Anzahl der transgenen Versuchstiere im Jahr 2007 bis 2011
Quelle: Eigene Darstellung Anlehnung an Corina Gericke (2011) und Ärzte gegen Tierversuche e.V.

In Abbildung 2 sieht man einen Anstieg der Anzahl der transgenen Versuchstiere. Dieser steht in Relation zu dem Anstieg der Gesamtzahl der Versuchstiere. Anhand dieser Entwicklung ist davon auszugehen, dass in Zukunft die Anzahl transgener Versuchstiere zunehmen wird.

2.1.3 Tierarten in den Tierversuchen

Um die Anzahl der Versuchstiere besser zu interpretieren muss man sich die Tierarten und ihre Einsatzhäufigkeit anschauen.

Die am häufigsten genutzten Tierarten für Tierversuche sind Ratten und Mäuse. Dies resultiert einerseits aus jahrelanger Praxis wie auch aus ökonomischen Gründen. Um gesetzlichen Richtlinien für die Ratten- bzw. Mäusehaltung zu erfüllen ist eine weit weniger komplexe und kostenintensive Haltung notwendig als z.b. bei Hunden oder Katzen. Ein weiterer Vorteil ist die relativ einfache und effektive Zucht von Ratten und Mäusen. Besonders in der Arzneimittelzulassung finden Tierversuche an Ratten und Mäuse Anwendung.

Fische, Amphibien, Reptilien und Vögel sind in Bezug auf der Komplexität der Haltung und dem daraus folgenden Kostenfaktor nicht so vorteilhaft, trotzdem werden sie vielfach für Ökotoxizitätstests verwendet.

Bei Affen muss man zwischen Neuwelt- bzw. Altweltaffen und Menschenaffen unterscheiden. Neuwelt- und Altweltaffen werden in sehr geringem Umfang getestet und Versuche bei denen Neuwelt- und Altweltaffen unterliegen strengen Zulassungsregularien. Menschenaffen werden aktuell nicht mehr für Tierversuche eingesetzt da ethische Bedenken überwiegen.

Größere Säugetiere wie Schafe und Rinder werden vorwiegend im universitären Bereich, chirurgische Methodenforschung und im veterinärmedizinischen Bereich eingesetzt.

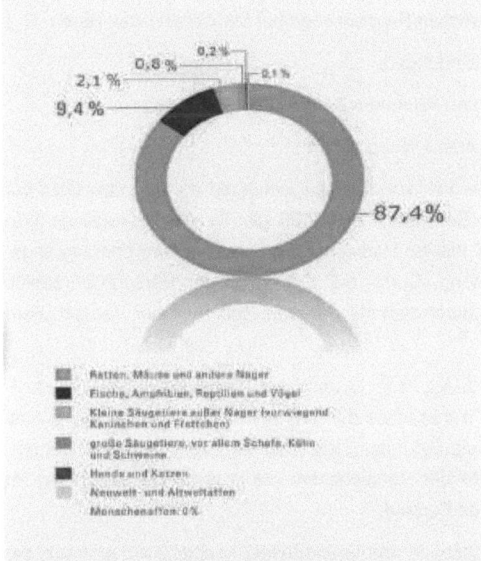

Abbildung 3: Prozentuale Häufigkeit der Tierarten die in Tierversuchen verwendet werden. Quelle: Grafik der Max-Planck-Gesellschaft

Diesen ganzen Statistiken, die die Versuchstieranzahl und die prozentuale Verteilung der Tierarten erfassen, sollte man jedoch kritisch gegenüberstehen. Die gesetzliche Erfassung der Versuchstierzahlen berücksichtigt nicht die Tiere, die während der Zucht, bei der Vorratshaltung oder während des Transportes sterben. Beispielweise weisen bei der Erzeugung eines transgenen Versuchstieres nur 1% bis 10% der Zuchttiere die gewünschte genetische Veränderung auf. Es ist davon auszugehen, dass die Dunkelziffer der Tiere, die für Tierversuche verwendet werden, weitaus größer ist.

2.2 Gesetze für den Tierschutz

Das Tierschutzgesetz (TierSchG) ist in Deutschland die Grundlage für den Tierschutz. Durch das TierSchG im Jahr 1972 wurde erstmals ein Bundesgesetz zum Schutz der Tiere verabschiedet. In diesem werden dem Tier Rechte zugesprochen, unabhängig ob es sich um Versuchstiere oder andere Tiere handelt. Das Ziel ist die Verantwortung des Menschen gegenüber dem Tier zu begründen und sinnloses Töten bzw. sinnlose Tierquälerei zu unterbinden[3]. Im 5. Abschnitt geht das TierSchG auf die gesetzlichen Tierschutzbestimmungen für Tierversuche ein. Die Frage der Notwendigkeit von Tierversuchen werden in §7a TierSchG geregelt. Demnach unterliegen Tierversuche dem Tatbestand der Unerlässlichkeit und sind zweckgebunden:

1) Zur Vorbeugung, Erkennung oder Behandlungen von Krankheiten, Leiden, Körperschäden oder körperlichen Beschwerden bei Menschen oder Tieren, (...)

2) Erkennung von Umweltgefährdungen.

3) Unbedenklichkeitsprüfung und Prüfung auf Wirksamkeit.

4) Grundlagenforschung und Aus- / Weiterbildung.

Unabhängig vom TierSchG konnte man vor 1989 nur schätzen wie hoch die Zahl der Versuchstiere in Deutschland ist. Seit dem 01.01.1989 gibt es eine gesetzliche Verpflichtung zur Erfassung der Tiere, die für Versuchsziele verwendet werden, die sogenannte Versuchstiermeldeverordnung. Durch die Erfassung der Versuchstierzahlen lässt sich leichter ein Missbrauch durch den inflationären Gebrauch der Versuchstiere erkennen.

In Deutschland gibt es laut Artikel 5 Abs. 3 im Grundgesetz uneingeschränkte Wissenschaftsfreiheit. Die Folgen daraus waren, dass die Rechte der Tiere dem Artikel 5 Abs. 3 GG untergeordnet waren. Erst als 2002 der Tierschutz im Grundgesetz aufgenommen wurde, gewannen die Rechte der Versuchstiere die notwendige Beachtung im gesetzlichen und wissenschaftlichen Bereich.

Durch die Aufnahme des Tierschutzes in das Grundgesetz konnte 2003 erstmals ein Tierversuchsvorhaben von den Behörden verhindert werden.

„Das Regierungspräsidium (RP) Gießen hatte im Jahr 2003 den Tierversuchsantrag eines an der Universität Marburg tätigen Tierexperimentators abgelehnt. In dem Versuch ging es um die Untersuchung der Nebenwirkung eines seit zehn Jahren zugelassenen Medikamentes. [...]. Das RP verweigerte die Genehmigung, die Universität zog vor Gericht. Am Ende der gerichtlichen Auseinandersetzung urteilte das Verwaltungsgericht Gießen zugunsten der Genehmigungsbehörde und gestand ihr damit das Recht zu, beantragte Tierversuche wissenschaftlich überprüfen zu dürfen"[5]

Bei der Ablehnung eines Versuchsantrages durch das Regierungspräsidium hat der Antragsteller grundsätzlich die Möglichkeit diese Entscheidung anzufechten. Vor 2003 wurden die gerichtlichen Anfechtungen durch die richterlichen Entscheidungen unterstützt. Erst nach 2002 kam eine neue Gesetzesgrundlage für den Schutz von Versuchstieren.

---

[3] Tierschutzgesetz (2013) (TierSchG), §1 Grundsatz
[5] Ärzte gegen Tierversuche e.V.

Seit Ende 2010 ist nun die überarbeitete „EU Tierversuchsrichtlinie" in Kraft getreten, deren Umsetzung in nationales Recht innerhalb von 2 Jahren durchgeführt wurde. In diesem Zuge wurde eine Kosten-Nutzen-Abwägung eingeführt. Bei dieser Abwägung werden die Kosten gleichgesetzt mit der Belastung der Tiere und in einem Rating bewertet. Die obere Leidensgrenze muss ausnahmslos eingehalten werden. Zudem wurden alle Versuche an Menschenaffen verboten und der Bezug der Tiere wurde dahin geregelt das „streunende bzw. verwilderte Haustiere nicht mehr für Versuche zugelassen werden können.[6]

Jedoch sieht der Regierungsentwurf an vielen Stellen Ausnahmen zu der Tierversuchsrichtlinie vor. Dies wurde von einem Rechtsgutachten der Universität Basel im Auftrag von Tierschutzorganisationen bemängelt.[7]

Die Kosmetikindustrie ist auch von dem Aspekt Tierschutz betroffen. Zur Unbedenklichkeitsüberprüfung wurden Inhaltsstoffe von Kosmetika an Versuchstieren getestet. Seit 1998 sind in Deutschland Tierversuche in der Kosmetikindustrie verboten - auf EU Ebene gab es solche ersten Ansätze bereits 1993. Jedoch wurde die erste Kosmetikrichtlinie zum Tierschutz erst 2003 verabschiedet[8] und wurde 2004 dann wirksam. Somit waren Tierversuche mit kosmetischen Fertigprodukten EU weit untersagt. 2009 verbot die EU dann den Verkauf von Kosmetikprodukten, die an Tieren getestet wurden sind. Ausnahmen dieser Regel waren jedoch Tests zu chronischen Toxizität, Teratogenität (Fruchtleibschädigend) und Toxikokinetik (Aufnahme, Verteilung und Ausscheidung einer Substanz im Testobjekt). Diese Ausnahmen wurden am 11.03.2013 abgeschafft.

2.3 Anwendungsbereiche der Tierversuche

Es gibt verschiedene wissenschaftliche Anwendungsgebiete, in denen Versuchstiere eingesetzt werden. In der Pharmaindustrie müssen potentielle Wirkstoffe für Medikamente vor ihrer Marktzulassung an Versuchstieren getestet werden. Dazu durchläuft der Wirkstoff unter anderem die Pharmakodynamik, Pharmakokinetik und Toxikologische Prüfung. In der Pharmakodynamik wird die Wirkung und der Einfluss des Stoffes auf das Versuchstier getestet.

In der Pharmakokinetik wird überprüft wie der Körper auf den Wirkstoff reagiert. Im Mittelpunkt steht dabei die Resorption (Aufnahme in den Organismus), Metabolisation (Verstoffwechselung) und Elimination (Ausscheidung) des Wirkstoffes. Eine Möglichkeit dazu ist, den Wirkstoff mit einem radioaktiven Isotop zu markieren und so nachzuvollziehen wo er sich im Körper des Versuchstieres befindet.

---

[6] Vgl. Richtlinie 2010/63/EU
[7] Vgl. Anne Peters, (2012)
[8] Vgl. Richtlinie 2003/15/EC vom 11. März 2003

In der Toxikologie wird der Wirkstoff an Versuchstieren auf seine Verträglichkeit und Giftigkeit hin getestet. Die Versuchstiere erhalten den Wirkstoff in verschieden Dosierungen. Ein toxikologischer Test ist beispielweise der LD_{50} Test. LD steht für letale Dosis. Bei diesem Test wird die Dosierung eines vermeintlichen Wirkstoffes getestet, bei dem 50% der Versuchstiere versterben. Bei den meisten toxikologischen Tests wird den Tieren ein potentieller Wirkstoff appliziert. Nach einer definierten Zeit werden die Tiere getötet und an ihnen eine Gewebesektion durchgeführt um nach einer histologischen Aufbereitung eventuelle Zellveränderungen, hervorgerufen durch einen potentiellen Wirkstoff, zu überprüfen. Dies versteht man auch als Unbedenklichkeitsprüfung.

In der Pharmaindustrie und vor allem an den universitären Forschungseinrichtungen werden Versuchstiere zur Grundlagenforschung eingesetzt. Hierbei geht es primär nicht darum neue Produkte wie z.b. Arzneimittel zu entwickeln, sondern vorrangig um die Erkenntnisgewinnung. Diese Erkenntnisse können, müssen aber nicht zur Entwicklung neuer Arzneimittel führen.

Die Gentechnologie ist ein Anwendungsgebiet der Tierversuche. Hier werden Tiere genetisch modifiziert oder manipuliert um bestimmte Eigenschaften auszubilden. Beispielweise werden bei der Erforschung für Medikamente gegen Hypertonie (Bluthochdruck) Ratten eingesetzt, die genetisch so verändert sind, dass sie an Hypertonie erkranken. Solche Krankheitsmodelle lassen bessere Rückschlüsse auf die Wirksamkeit von Medikamenten zu.

In der Medizin werden Tiere verwendet um neue Operationstechniken zu entwickeln, wie beispielsweise bei einer Hüft-Operation oder die Rekonstruktion von Körperteilen.

Die Kosmetikindustrie darf nur Substanzen an Tieren testen, die unter das Chemikaliengesetz fallen. Meist werden Unbedenklichkeitsprüfungen durchgeführt.

Die Verordnung (EG) Nr. 1907/2006 auch bekannt als REACH-Verordnung (Registrierung, Evaluation und Autorisierung von Chemikalien), welche am 1. Juni 2007 in Kraft trat, ist eine Europäische Chemikalienverordnung. Chemikalien mit einem Jahresumsatz von über einer Tonne, die vor 1981 noch nicht systematisch evaluiert wurden, müssen nachträglich neu bewertet werden. Diese Neubewertung geschieht zum Teil mit Hilfe von Tierversuchen.[9]

---

[9] Vgl. Umwelt Bundesamt

2.4 Leitlinien

Das „3R" Prinzip[10] dient dazu das Leiden der Tiere in Tierversuchen zu mindern. „3R" wurde von den Wissenschaftlern William Russel und Rex Burch entwickelt und in ihrem Buch „The Principles of Humane Experimental Technique" im Jahr 1959 veröffentlicht. „3R" steht für „Replacement", „Refinement", „Reduction".

Mit „Replacement" (Ersetzen) meinen Russel und Burch den Austausch von Tierversuchen durch alternative Versuchsmethoden, in denen keine Tiere verwendet werden bzw. deren Leiden verringert wird. Als Beispiel lässt sich hier der HET-CAM Test als Alternative zum Draize-Test nennen. Bei dieser Alternative wird das Kaninchen als leidensfähiges Lebewesen durch ein wenige Tage bebrütetes Hühnerei, welches nicht leidensfähig ist, ersetzt.

Unter „Refinement" (Verfeinern) versteht man sämtliche Maßnahmen, die zu einer Verringerung des Stresses für das Versuchstier führen. Um dies zu erreichen werden Stresssituationen, die während der Tierhaltung und der Versuchsdurchführung auftreten können, gemindert oder verhindert. Als Beispiel wäre zu nennen, dass die Versuchstiere bevorzugt mit Isofluran narkotisiert werden sollten, anstelle von Diethylether. Eine Diethylether-Narkose ist für den Tierexperimentator einfacher durchzuführen als eine Isofluran-Narkose, allerdings verursacht Diethylether verursacht beim Versuchstier Reizungen der Atemwege.

„Reduction" steht für die Verminderung der im Versuch eingesetzten Tiere. Durch eine optimierte Versuchsplanung kann die Anzahl der Tierversuche reduziert werden. Die Fragestellung, welche Tierart sich am ehesten für den Versuch eignet, kann Folgeuntersuchungen bei anderen Tierarten vermeiden. Zudem lässt sich über Hochrechnungen die Stichprobe künstlich vergrößern, ohne dass mehr Versuchstiere eingesetzt werden müssen.

Viele Forschungseinrichtungen werden zum Teil unter dem „3R" Prinzip begutachtet und anhand der Einhaltung dieses Prinzips mit Subventionen gefördert.

Neben dem „3R" Prinzip gibt es noch andere Leitlinien. Wie die „SOP" (Standard Operating Procedure). Die „SOP" ist eine Versuchsanleitung, in der die einzelnen Arbeitsschritte aufgelistet und erläutert werden. Die „SOP" dient dem Tierexperimentator als Richtlinie und ist an jeden Versuch individuell angepasst.

---

[10] Vgl. Deutsches Referenzzentrum für Ethik in den Biowissenschaften

3 Bedenken bei Tierversuchen, einige Aspekte

Tierversuche werden durchgeführt mit den Zielen Erkenntnisse zu gewinnen, die dem Menschen hilfreich sein können, um eine bessere medizinische Versorgung zu gewährleisten oder den Menschen vor Schaden zu bewahren. Fraglich ist allerdings, ob diese Ziele auch wirklich erfüllt werden oder ob es nicht andere Methoden gibt diese Ziele zu erfüllen. Wie kann man aber abwägen welche Interessen vorrangig sind - die des Menschen oder die der Tiere?

3.1 Missbrauch von Tierversuchen

Kosmetikindustrie: Deutschlandweites Verbot von Tierversuchen für Kosmetika 1998. Dieses Verbot betrifft aber nur Substanzen, die nicht unter das Chemikaliengesetz fallen. Im Schnitt trifft dies auf 10%[11] der Inhaltsstoffe in Kosmetika zu. Die anderen 90%, die unter das Chemikaliengesetz fallen, wurden nach wie vor an Tieren getestet. Dieser Umstand wurde dann aber mit einem Verkaufsverbot vom 11.03.2013 für Kosmetika, die an Tieren getestet wurden, aufgehoben.

Das Nervengift Botulinumtoxin, auch unter dem Handelsnamen Botox bekannt, wird in der Medizin dazu verwendet Nervenkrankheiten zu behandeln. Dementsprechend ist es auch als Arzneimittel gekennzeichnet. Da Botox auch in der kosmetischen Behandlung Anwendung findet, werden auch große Mengen davon ebenfalls für die Kosmetikindustrie hergestellt. Um die Qualität dieses Schönheitsproduktes sicher zu stellen wird jede Produktionscharge auf ihre Giftigkeit geprüft. Dazu wird das Botulinumtoxin Mäusen appliziert. Da Botox als ein Arzneimittel deklariert ist sind solche Tests, obwohl das Produkt im kosmetischen Bereich eingesetzt wird, aus rechtlicher Sicht legitim. Man geht davon aus, dass im Jahr ca. 500.000 Mäuse weltweit zur Sicherstellung der Chargenqualität getötet werden.[12]

Da es keine Pflicht zur Veröffentlichung von Ergebnissen aus Tierversuchen gibt, werden Tierversuche von unabhängigen Einrichtungen teils mehrmals und unnötigerweise wiederholt - mit der gleichen Erkenntnis. Dies lässt sich relativ leicht vermeiden indem man unter Einhaltung des Wettbewerbs eine Veröffentlichungspflicht und eine zentrale Datenbank einführt.

---

[11] Vgl. Ärzte gegen Tierversuche e.V.
[12] Vgl. Deutscher Tierschutzbund e.V.

3.2 Bioethische Betrachtung der Tierversuche

Tierversuche sind Teil der Entwicklung von Arzneimittel die Menschen in vieler Hinsicht hilfreich sein können, oder sie sind elementarer Bestandteile bei der Unbedenklich-keitsprüfung von Chemikalien. Bei all den Vorteilen, die die Tierversuche für uns Menschen bedeuten haben sie für die Versuchstiere meist gravierende Nachteile. Diese Nachteile beginnen mit dem Stress, dem das Tier während den Versuchen, der Haltung und der Zucht ausgesetzt sind und enden in der schlimmsten Form mit Schmerzen und dem Tod des Versuchstieres.

„Die Frage ist nicht: Können sie verständig denken? Oder können sie sprechen? Sondern können sie leiden?" [13]

Grundsätzlich ist festzuhalten, dass Tierversuche immer Leid für die Versuchstiere bedeuten. Deshalb sollte man schon bei der Planung und der Zulassung von Tierversuchen bioethische Aspekte berücksichtigen.

Bioethische Aspekte lassen sich aus den moralischen Grundsätzen und der Verantwortung gegenüber unserem Mitlebewesen herleiten. Die Bioethik basiert auf der aristotelischen naturalistischen Ethik. Dabei ist sie vergleichbar mit der idealistischen Ethik mit dem Unterschied, dass die Bioethik die Zugehörigkeit des Menschen zur Natur und seiner Umwelt anerkennt.

Im Folgenden werden drei der populärsten bioethischen Erklärungsansätze für und gegen Tierversuche aufgezählt und beschrieben.

3.2.1 1. Bioethischer Ansatz

Der 1. bioethische Ansatz basiert auf dem bioethischen Grundprinzip. Dieser lautet, dass der Mensch eine moralische Verantwortung für das Tier hat. Oder anders ausgedrückt sind Tiere auch Inhaber bestimmter Rechte. Doch wie begründet sich dieser Anspruch? Der amerikanische Philosoph Tom Regan[14] verglich den immateriellen Wert eines Menschen mit dem immateriellen Wert eines Tieres. Laut Regan hat jeder Mensch einen immateriellen Wert (ausgehend davon, dass man Rassismus, Ungerechtigkeit und dergleichen außer Acht lässt). Einen Wert der unabhängig ist von der Nützlichkeit, der Intelligenz, der Autonomie, der Vernunft oder den Fähigkeiten eines Menschen. So hat ein geistig behinderter Mensch aus moralischer Sicht den gleichen Wert wie ein gesunder Mensch und somit die gleiche Existenzberechtigung. Obwohl Tiere bei dieser Betrachtungsweise den gleichen Wert wie wir Menschen hätten, wird dieser ihnen nicht anerkannt. Das heißt also, nur weil der Mensch zur Spezies Homo sapiens gehört, hat er mehr Rechte als ein Tier? Die Benachteiligung von Lebewesen aufgrund ihrer Spezies wäre Speziesismus und würde aus bioethischer Betrachtung keine argumentative Grundlage für Tierversuche bieten. Aus Regan´s These lässt sich schlussfolgern, dass man Tieren nur den Wert aberkennen könnte und sie so für Tier-

---

[13] Bentham, (1780), Kapitel 17 §1

[14] Vgl. Tom Regan, (1983)

versuche legitimieren, wenn der Mensch konsequent ist und es bei seiner eigenen Spezies auch tun würde.

„Inhärenter Wert kommt somit all denen, die empfindende Subjekte eines Lebens sind, gleichermaßen zu."[15]

Somit hält der Speziesismus als Rechtfertigungsgrund für Tierversuche aus bioethischer Sicht nicht stand.

3.2.2 2. Bioethischer Ansatz

Der 2. bioethische Ansatz geht wie der 1. bioethische Ansatz davon aus, dass Tiere Mitglieder der moralischen Gemeinschaft sind. Raymond G. Frey hat diesen Ansatz jedoch weiter entwickelt. Ihr moralischer Stellenwert steht aber unter dem eines Menschenlebens. Allgemein würde man die Ermordung eines Menschen schlimmer empfinden als die Ermordung einer Ratte. Diese Ansicht hat nichts mit Speziesismus zu tun, sondern viel mehr mit einer Werteabwägung. Jedes Lebewesen hat zwar einen immateriellen Wert aber ihre Wertigkeit ist unterschiedlich. Die Ratte z.B. hat im Vergleich zum Menschen einen geringeren immateriellen Wert. Im gleichen Zuge hat ein Bakterium aber einen noch niedrigeren immateriellen Wert als die Ratte. Die unterschiedliche Wertigkeit der Lebewesen setzt sich aus der Qualität des Lebens zusammen.

„Der Wert eines Lebens ist abhängig von seiner Qualität, seine Qualität ist abhängig von seiner Reichhaltigkeit, und seine Reichhaltigkeit ist abhängig von seinen Fähigkeiten und seinem Spielraum der Bereicherung."[16]

Nach diesen Kriterien kann man Unterscheidungen in der Bewertung des immateriellen Wertes eines Lebewesens treffen, die unabhängig seiner Spezies sind.

3.2.3 3. Bioethischer Ansatz

Der dritte Ansatz, der in dieser Hausarbeit berücksichtigt wird, ist es das Wohl aller dem Wohle eines einzelnen Individuums bzw. einer Gruppe vorzuziehen. *„Der Zweck heiligt die Mittel"* ist ein Sprichwort, welches diese These passend beschreibt. Durch die Erkrankung AIDS zum Beispiel starben 2009 weltweit 1,8 Millionen Menschen.[17] Wäre es angesichts dieser Todeszahl zu rechtfertigen ein Arzneimittel gegen AIDS zu erforschen, bei dem während der Tierversuche hunderte von Versuchstiere sterben müssten? Aus Sicht des einzelnen Tieres als Individuum wäre es ungerecht. Jedoch wäre der Benefit (engl. Nutzen) den der Mensch aus dem Tierversuch ziehen würde, sehr groß. Fraglich ist ob ein guter Zweck auch schlechte Mittel heiligt? Da der gute

---

[15] Vgl. Ursula Wolf, (2008), Kapitel: Tom Regan, Wie man Rechte für Tiere begründet, Seite 38, [Sekundarliteratur]

[16] Ursula Wolf, (2008), Kapitel: Raymond G. Frey, Die Ethik der Suche nach dem Nutzen, Seite 242, [Sekundarliteratur]

[17] Vgl. Statistisches Bundesamt Wiesbaden

Zweck unter anderem der Selbsterhaltung des Menschen dient, werden die Tierversuche trotz ihrer bioethischen Bedenken dennoch durchgeführt.

3.3 Wissenschaftliche Aussagekraft

Aus wissenschaftlicher Sicht sind Tierversuche nach dem jetzigen Stand der Technik nicht völlig ersetzbar. Tiere bieten einen dem Menschen ähnlichen biologischen Aufbau. Ähnlich, weil es immer noch artspezifische Unterschiede gibt. Einige dieser Unterschiede sind bekannt und werden bei den Tierversuchen auch berücksichtigt. Jedoch kann man nicht mit absoluter Sicherheit Vergleiche zwischen Mensch und Tier ziehen. Deshalb stellen Tierversuche eine Hypothese da. Diese Hypothese wird dann in der klinischen Phase der Arzneimittel Entwicklung am Menschen unter Berücksichtigung sicherheitsrelevanter Aspekte zum Schutz des Probanden, verifiziert oder falsifiziert.

Die Kernfrage zur wissenschaftlichen Aussagekraft besteht darin in wie weit Tierversuche für die Arzneimittelentwicklung oder der Unbedenklichkeitsüberprüfung von Chemikalien auf den Menschen übertragbar sind. Arsen z.b. ist gut verträglich für Schafe jedoch hoch giftig für den Menschen. Penicillin, welches ein bewährtes Antibiotikum für den Menschen ist, wird von Meerschweinchen nicht vertragen und hat schädliche Eigenschaften. Methanol ist für einige Versuchstiere unschädlich beim Mensch aber führt es zur Erblindung. Das wohl bekannteste Beispiel, bei dem es nach der Marktzulassung zu verheerenden Missbildungen bei Neugeborenen kam, ist Thalidomid mit dem Handelsnamen Contergan. Bei den meisten Tieren führt Thalidomid zu keinen Missbildungen der Jungtiere.

Bei den oben genannten Beispielen haben und hätten Tierversuche keine wissenschaftliche Aussagekraft in Bezug auf den Menschen.

3.4 Alternativen zu Tierversuchen

Alternative Versuchsmethoden sind Testverfahren, in denen Ergebnisse, die man vorher mit klassischen Tierversuchen gewonnen hat, reproduziert werden können. Die meisten alternativen Versuchsmethoden kommen ohne Tiere aus. In einigen alternativen Versuchsmethoden werden zwar Tiere eingesetzt aber das Leid der Tiere bzw. die Tierzahl wird im Vergleich zum klassischen Tierversuch verringert.

In Deutschland ist die Zentralstelle zur Erfassung und Bewertung von Ersatz- und Ergänzungsmethoden zum Tierversuch (ZEBET) des Bundesinstituts für Risikobewertung (BfR) dafür zuständig die Tierversuche auf das Notwendigste zu beschränken und alternative Versuchsmethoden für Tierversuche zu entwickeln. AnimAlt-ZEBET ist eine zentrale Online Datenbank, in der vom BfR bewertete und zugelassene Alternativmethoden aufgelistet sind. Es handelt sich dabei um bewertete Alternativmethoden, die mindestens eine der „3R" Prinzipien[18] erfüllen.

---

[18] Vgl. Deutsches Referenzzentrum für Ethik in den Biowissenschaften

Um einen Überblick über die meist verbreiteten und häufig verwendeten Alternativmethoden zu geben, werden einige Tierversuche und die Alternativmethoden dazu beschrieben. Die Informationen zu diesen alternativen Methoden stammen aus Literatur die sich mit dieser Thematik befasst.[19]

- Mutagenitätsprüfung: Substanzen, die in Verdacht stehen das Erbgut zu schädigen, wurden im Tierversuch bis zu 100 Mäusen appliziert um Erbgutschädigungen zu beobachten.

  Jetzt wird als Alternativmethode der Ames Test verwendet. Beim Ames Test werden anstelle der Mäuse Bakterien verwendet. Auch menschliche Blutzellen eignen sich zur Mutagenitätsüberprüfung.

- Hautabsorptionsüberprüfung: Um zu testen in welchem Maß eine Testsubstanz von der Haut aufgenommen wird hat man Ratten in Tierversuchen die Prüfsubstanz auf die Haut aufgetragen und über Blutwerte gemessen wie hoch der Absorptionsgrad war.

  Als Alternativmethode bietet es sich an, künstlich gezüchtete Epidermiszellen vom Menschen als künstliche Haut zu testen. Diese Alternativmethode ersetzt nicht nur die Versuchstiere, sie lässt zudem einen besseren Rückschluss auf den Absorptionsgrad der Prüfsubstanz an der menschlichen Haut zu.

- Schleimhautverträglichkeitsüberprüfung: Um zu testen, ob eine Prüfsubstanz reizend auf die Schleimhäute wirkt, wird als Tierversuch der Draize-Test angewendet. Beim Draize-Test wird die Prüfsubstanz mehreren Kaninchen in den Bindehautsack am Auge appliziert. Anschließend wird das Auge jedes Kaninchens auf eine Rötung, hervorgerufen durch die Prüfsubstanz, hin überprüft.

  Die Alternativmethode dazu ist der HET-CAM-Test. Dazu werden Hühnereier die schon einige Tage bebrütet worden sind eingesetzt. Die Prüfsubstanz wird auf die Aderhaut an der Innenseite der Eierschalen appliziert. Der Vorteil dieser Methode ist, dass die Aderhaut, bedingt durch das fehlende Nervensystem, schmerzunempfindlich ist aber vergleichbare Ergebnisse wie der Draize-Test liefert.

- Produktion monoklonaler Antikörper: Bei der Produktion von monoklonalen Antikörpern wurden vor 20 Jahren noch Tiere verwendet. Den Tieren wurde die Zielsubstanz injiziert, gegen die die Tiere Antikörper entwickelten. Diese Antikörper wurden dann aus dem Blut des Tieres gefiltert und gereinigt.

  Der Bioreaktor löste die Tiere aus und etablierte sich als gängige Alternativmethode. Im Bioreaktor werden genetisch verendete Zellen gezüchtet, die in ausreichenden Mengen den gewünschten monoklonalen Antikörper produzieren.

- Entwicklung und Testung neuer Operationsmethoden: Um neue Operationsmethoden in der Chirurgie zu testen wurden Körperteile von Tieren verwendet.

---

[19] Vgl. Winfried Ahne, 2007,

Durch ihre anatomische Ähnlichkeit wurden sie anstelle von Menschenleichen verwendet.

In Zukunft soll der Biosimulator die Tierkörper ersetzen. Der Biosimulator ist ein Hardware und Software gestütztes Operationssystem, welches die Reaktionen des menschlichen Körpers und seine Anatomie simuliert.

- Substanzüberprüfung an Organen: Um die physiologischen Auswirkungen einer Prüfsubstanz speziell auf ein Organ zu testen, wurde im Tierversuch dem Versuchstier entweder im narkotisierten oder nicht narkotisierten Zustand die Prüfsubstanz appliziert. Diese Tierversuche sind mit Stress und Leid für das Versuchstier verknüpft. Am Ende des abgeschlossenen Versuches wird das Tier getötet.

  Bei der Alternativmethode mit isolierten Organen werden dem Versuchstier unter Narkose ein oder mehrere Organe entnommen und in einer 37° C warmen Tyrode-Lösung die mit Carbogen begast wird, eingebettet. Durch diese Umgebungsparameter ist es möglich die entnommen Organe eine Zeitlang außerhalb des Tierkörpers am Leben zu erhalten. An den isolierten Organen können die Prüfsubstanzen getestet werden. Der Vorteil dieser Alternativmethode gegenüber herkömmlicher Tierversuche ist, dass die Organe während des Tests, der meist mehrere Stunden andauert schmerzfrei sind. Die Entnahmen, bei denen es möglich wäre, dass die Tiere Schmerzen erleiden dauern meist nur wenige Minuten. Zudem lassen sich mehrere Organe von einem Versuchstier entnehmen, mit denen man eine Vielzahl von Tests durchführen kann.

- Aus-/Weiterbildung Kreislaufversuche: Medizinstudenten nehmen an narkotisierten Kaninchen Versuche zur Veranschaulichung des Kreislaufsystems vor. Anschließend werden diese Tiere getötet.

  Da der Kreislauf eine bekannte Tatsache ist gibt es Lehrvideos und computergestützte Simulationsprogramme wie auch den Biosimulator die dies ähnlich verständlich vermitteln können.

4 Online-Umfrage: Gesellschaftlicher Stellenwert von Tierversuchen

Um Rückschlüsse auf die gesellschaftliche Wahrnehmung von Tierversuchen zu erhalten wurde vom 4. Februar bis zum 12. Februar 2014 mit ausgewählten Personen eine Online Umfrage durchgeführt. Zur Umsetzung der Online-Umfrage wurde der kostenpflichtige Internet Dienst von Surveymonkey.com in Anspruch genommen. SurveyMonkey® ist ein Online Umfragedienst mit dem Schwerpunkt Marktforschung.

Die Teilnehmer konnten über einen Weblink auf den Fragebogen zugreifen. Dieser Weblink wurde entweder per E-Mail oder über das soziale Netzwerk Facebook verschickt.

4.1 Auswertung der Online Umfrage

Bei der Auswertung werden die Fragen, die mit Q1, Q2,...etc. gekennzeichnet sind, zunächst grafisch dargestellt und wenn nötig beschrieben. Anschließend werden die Daten interpretiert und falls möglich mit Daten aus der Literatur verglichen.

Der Online Umfragebogen beginnt mit der Frage nach dem Alter der befragten Person. Hierzu wurden sieben Altersklassen angegeben, die in der Abbildung 4 zu sehen sind. Ziel dieser Frage war es zu überprüfen, ob die Altersverteilung dem gesellschaftlichen Vergleichswert entspricht und ob Tierversuche von den verschiedenen Altersklassen unterschiedlich wahrgenommen werden.

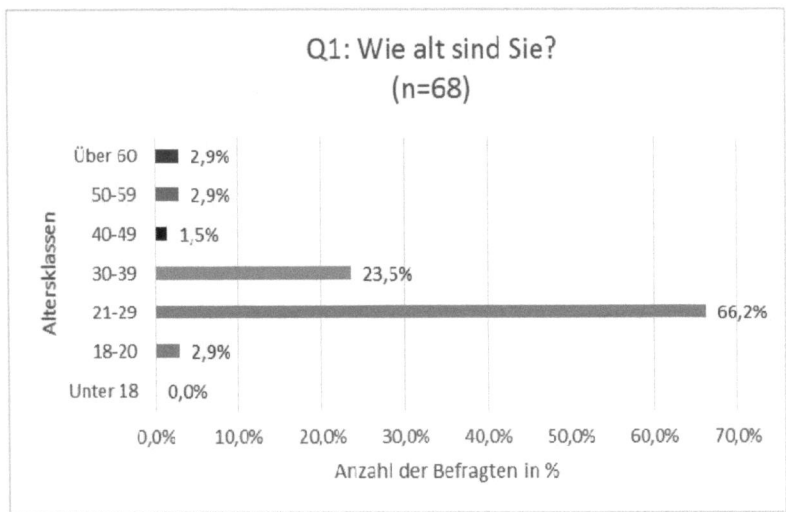

Abbildung 4: Q1: Wie alt sind Sie?
Quelle: Eigendarstellung in Anlehnung der Daten aus der Umfrage „Gesellschaftlicher Stellenwert von Tierversuchen".

Bedingt durch die ungleiche Altersverteilung der Umfrageteilnehmer lassen sich keine
repräsentativen Aussagen und Vergleiche zu der deutschen Bevölkerung ziehen. Die
bei der Umfrage gezogenen Stichproben lassen keine Rückschlüsse zu der Grundge-
samtheit zu. Ursache für die ungleiche Altersverteilung liegt zum Teil auch an dem
Veröffentlichungsmedium Facebook, bei dem überwiegend jüngere Mitglieder ange-
meldet sind. Zudem spielt auch der Freundeskreis des Fragestellers eine Rolle, die
natürlich zum größten Teil ähnlich alt sind wie der Fragesteller.

Alle weiteren Fragen und deren Antworten sind somit unter diesem Aspekt zu berücksichtigen.

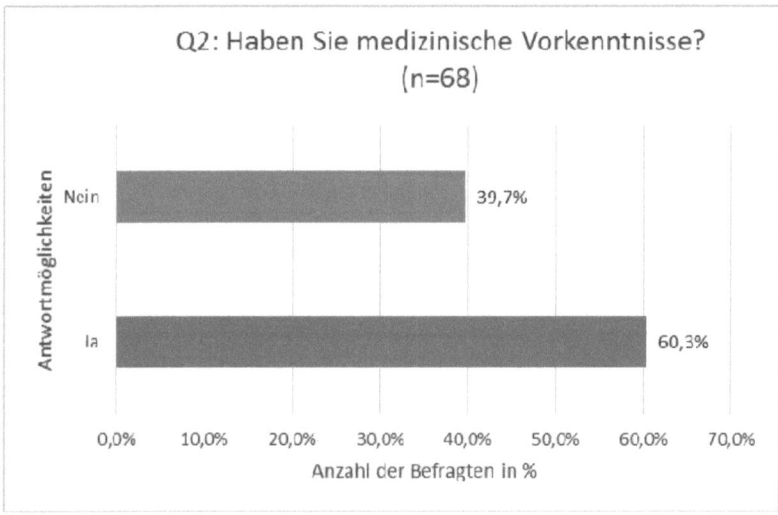

Abbildung 5: Q2: Haben Sie medizinische Vorkenntnisse?
Quelle: Eigendarstellung in Anlehnung der Daten aus der Umfrage „Gesellschaftlicher Stellenwert von Tierversuchen".

Da die Thematik Tierversuche auch eine starke medizinische bzw. wissenschaftliche Grundlage hat, war der Vergleich zu den Vorkenntnissen von Wichtigkeit und gibt Auskunft über das Teilnehmerkollektiv. Fraglich ist ob die Umfrageteilnehmer, die Vorkenntnisse haben anders, gegenüber Tierversuchen eingestellt sind. Der größte Teil der Teilnehmer hat medizinische Vorkenntnisse. Dies könnte wiederum an dem Bekannten- oder Freundeskreis des Fragestellers liegen.

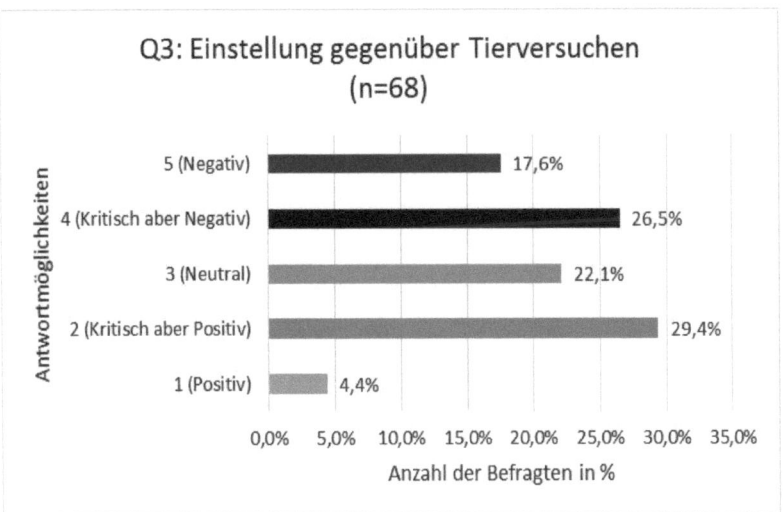

Q3: Einstellung gegenüber Tierversuchen (n=68)

Abbildung 6: Q3: Einstellung gegenüber Tierversuchen
Quelle: Eigendarstellung in Anlehnung der Daten aus der Umfrage „Gesellschaftlicher Stellenwert von Tierversuchen".

Ziel dieser Frage ist es einen allgemeinen Eindruck über die Einstellung gegenüber Tierversuchen zu erhalten. Was die Einstellung gegenüber Tierversuchen angeht sind die Befragten unterschiedlicher Meinung und keine Antwortmöglichkeit sticht signifikant hervor. Jedoch kann man sagen, dass nur ein kleiner Teil wirklich uneingeschränkt positiv und damit uneingeschränkt für Tierversuche ist. Die größte Einzelgruppe steht mit einer knappen Mehrheit von 29,4% Tierversuchen positiv gegenüber, sieht aber einige kritische und somit bedenkenswürdige Aspekte in dieser Thematik. Fasst man die Gruppen 1 (Positiv) und 2 (Kritisch aber Positiv) zusammen, erhält man einen prozentualen Gesamtanteil von 33,8%. Vergleicht man nun die zusammengefassten Gruppen 5 (Negativ) und 4 (Kritisch aber Negativ), welche zusammen auf 44,1% mit den zusammengefassten Gruppen 1 (Positiv) und 2 (Kritisch aber Positiv), ist ersichtlich, dass die Umfrageteilnehmer tendenziell ablehnend gegenüber Tierversuchen stehen.

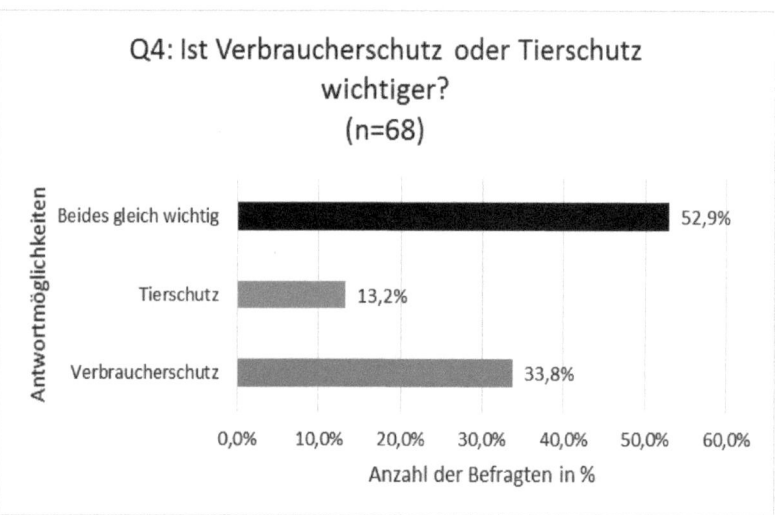

Abbildung 7: Q4: Ist Verbraucherschutz oder Tierschutz wichtiger?
Quelle: Eigendarstellung in Anlehnung der Daten aus der Umfrage „Gesellschaftlicher Stellenwert von Tierversuchen".

Mit Hilfe von Tierversuchen werden an Substanzen, die später zur Anwendung am Menschen freigegeben werden, Unbedenklichkeitstest durchgeführt. Dies geschieht zum Schutz des Verbrauchers. Die vierte Frage soll die Prioritäten der Umfrageteilnehmer klären. Sind ihnen die eigene Sicherheit (Verbraucherschutz) wichtiger als der Schutz der Tiere, die in Tierversuchen eingesetzt werden, wichtiger.

Ein vergleichsweise sehr geringer Teil der Umfrageteilnehmer verzichtet auf seinen persönlichen Schutz (Verbraucherschutz) zugunsten der Tiere (Tierschutz). Deutlich mehr Teilnehmer legen mehr Wert auf ihren eigenen Schutz und wären somit bereit Einschränkungen im Tierschutz zu dulden. Die deutliche Mehrheit mit 52,9% wertet den Tierschutz gleich bedeutend mit dem Verbraucherschutz. Dies spiegelt die gesellschaftlichen Bestreben, einen Kompromiss zwischen diesen beiden Thematiken zu finden, wieder.

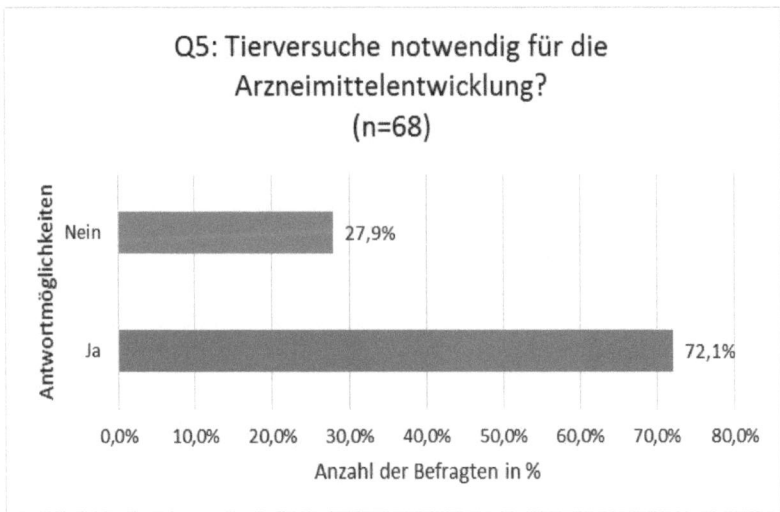

Abbildung 8: Q5: Tierversuche notwendig für die Arzneimittelentwicklung?
Quelle: Eigendarstellung in Anlehnung der Daten aus der Umfrage „Gesellschaftlicher Stellenwert von Tierversuchen".

Bei der Notwendigkeit der Tierversuche für die Arzneimittelentwicklung sieht es schon wieder anders aus. Obwohl nur 13,2% der Umfrageteilnehmer bei Q4 Tierversuche wichtiger als den Verbraucherschutz sehen, halten in Q5 deutlich mehr (27,9%) Teilnehmer Tierversuche für verzichtbar in der Arzneimittelentwicklung. Mit 72,1% sind jedoch die meisten Umfrageteilnehmer für Tierversuche zur Arzneimittelentwicklung, da sie notwendig sind.

Dies liegt womöglich auch daran, dass Arzneimittel eine hohe Akzeptanz in der Gesellschaft haben und als unersetzbar gelten. Dementsprechend sehen die Umfrageteilnehmer die Notwendigkeit von Tierversuchen als Kompromiss, der zugunsten der Arzneimittelentwicklung ausfällt, an.

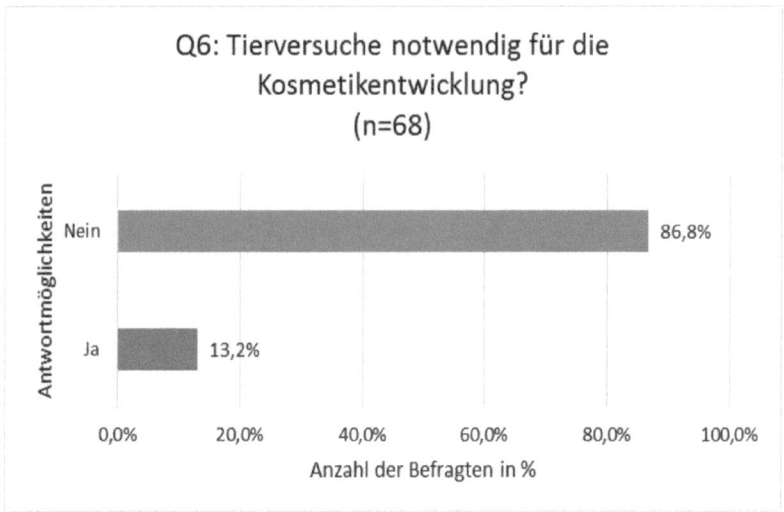

Abbildung 9: Q6: Tierversuche notwendig für die Kosmetikentwicklung?
Quelle: Eigendarstellung in Anlehnung der Daten aus der Umfrage „Gesellschaftlicher Stellenwert von Tierversuchen".

Ganz anders ist die Meinung wenn es um Tierversuche in der Kosmetikentwicklung geht. In Q5 war ein Großteil der Teilnehmer für Tierversuche in der Arzneimittelentwicklung. In Q6, wo es um die Notwendigkeit von Tierversuchen in der Kosmetikentwicklung geht, ist der Großteil von 86,8% gegen die Verwendung von Tieren zur Kosmetikentwicklung. Gerade einmal 13,2% halten Tierversuche in der Kosmetikentwicklung für notwendig.

Im Vergleich zu Arzneimitteln, die Menschenleben retten können, sind Kosmetika in der Gesellschaft zwar weit verbreitet, werden aber als verzichtbar angesehen. Demzufolge fällt ein Kompromiss zugunsten der Tiere aus.

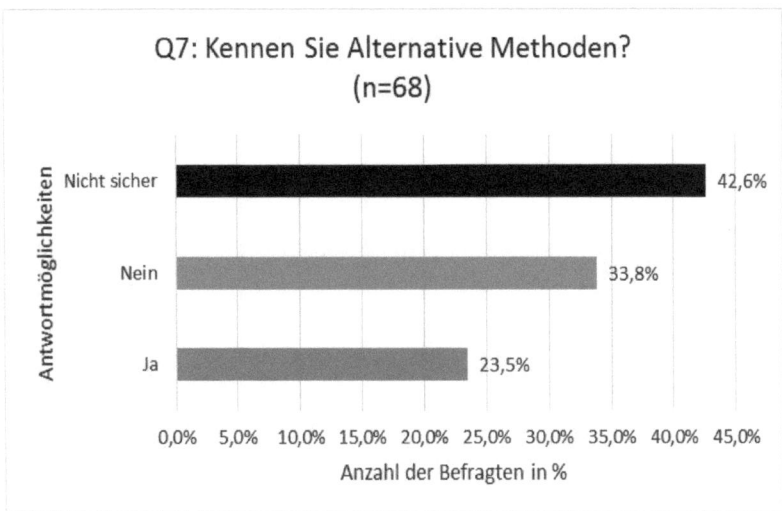

Abbildung 10: Q7: Kennen Sie Alternative Methoden?
Quelle: Eigendarstellung in Anlehnung der Daten aus der Umfrage „Gesellschaftlicher Stellenwert von Tierversuchen".

In Abschnitt 3.4 „Alternativen zu Tierversuchen" in dieser Hausarbeit werden Methoden aufgezeigt, mit denen man Tierversuche verhindern, reduzieren oder das Leid der Tiere gemindert werden kann. Die meisten dieser Methoden sind noch nicht im großen Rahmen etabliert und von der Gesellschaft seltenst wahrgenommen.

Dies spiegelt sich auch in der hier gestellten Umfrage wieder. Nur ein kleiner Teil der Teilnehmer kann Alternativ Methoden anstelle von Tierversuchen benennen. 42,6% der Teilnehmer sind sich nicht sicher ob sie alternative Methoden kennen. Hier ist festzuhalten, dass Alternativmethoden zu Tierversuchen einen relativ geringen Bekanntheitsgrad haben.

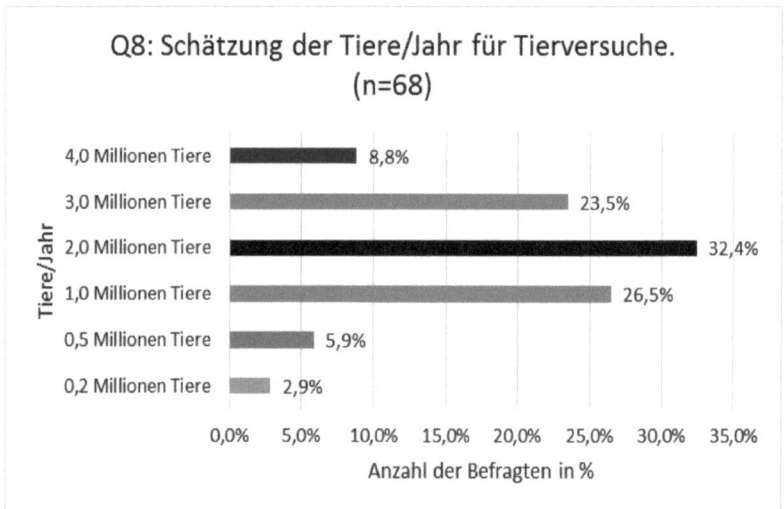

Abbildung 11: Q8: Schätzung der Tiere/Jahr für Tierversuche
Quelle: Eigendarstellung in Anlehnung der Daten aus der Umfrage „Gesellschaftlicher Stellenwert von Tierversuchen".

Bei der Frage Q8 geht es darum festzustellen wie aufgeklärt die Umfrageteilnehmer sind. Können sich die Teilnehmer grundsätzlich vorstellen wie viele Tiere tatsächlich für Tierversuche eingesetzt werden?

2012 waren es laut Literatur knapp drei Millionen[20] Versuchstiere, die eingesetzt wurden. Die Mehrheit der Umfrageteilnehmer lag mit 2,0 Millionen Tieren daneben. Jedoch kann man tendenziell erkennen, dass die allgemeine Einschätzung im Rahmen durchaus zutreffen sind.

---

[20] Vgl. Bundesministerium für Ernährung und Landwirtschaft,Versuchstierzahlen 2012

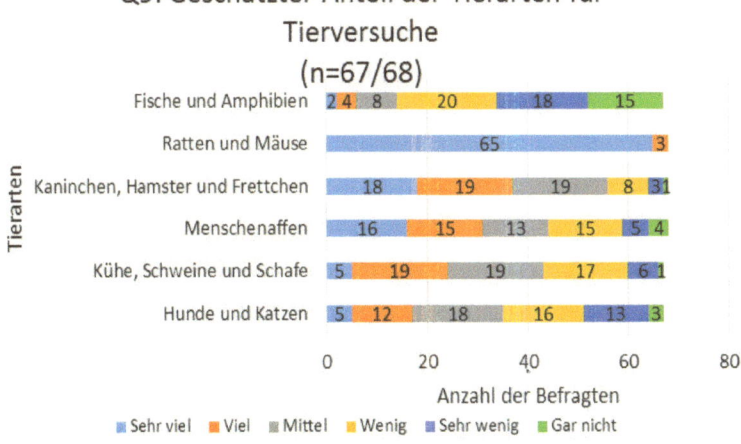

Abbildung 12: Q9: Geschätzter Anteil der Tierarten für Tierversuche
Quelle: Eigendarstellung in Anlehnung der Daten aus der Umfrage „Gesellschaftlicher Stellenwert von Tierversuchen".

Bei dem geschätzten Anteil der Tierarten, die für Tierversuche eingesetzt werden, ist teilweise eine richtige Einschätzung im Vergleich zu den offiziellen Werten[21] zu beobachten, andererseits sind auch deutliche Abweichungen zu erkennen. Beispielsweise sind die Einschätzungen bezüglich der Häufigkeit vom Einsatz von Ratten und Mäuse übereinstimmend mit der tatsächlichen Einsatzhäufigkeit. Bei Hunden und Katzen sind die Mehrheit der Umfrageteilnehmer der Meinung, dass diese Tierart wenig bis Mittelhäufig eingesetzt werden. Offiziell werden Hunde jedoch sehr wenig eingesetzt. Die Umfrageteilnehmer sind der Meinung, dass Menschenaffen viel eingesetzt werden. Jedoch sind seit 1991 keine Versuche an Menschenaffen mehr durchgeführt worden.[22] Bei Fischen und Amphibien haben die meisten Teilnehmer geschätzt, dass diese sehr wenig eingesetzt werden. Jedoch werden diese Tierarten sehr viel für Ökotoxizitätsversuche eingesetzt. Die restlichen Tierarten wurde ein leicht erhöter Anteil zugeschireben, zu dem sie tatsächlich eingesetzt werden.

---

[21] Vgl. Max-Planck-Gesellschaft
[22] Vgl. Deutsches Referenzzentrum für Ethik in den Biowissenschaften

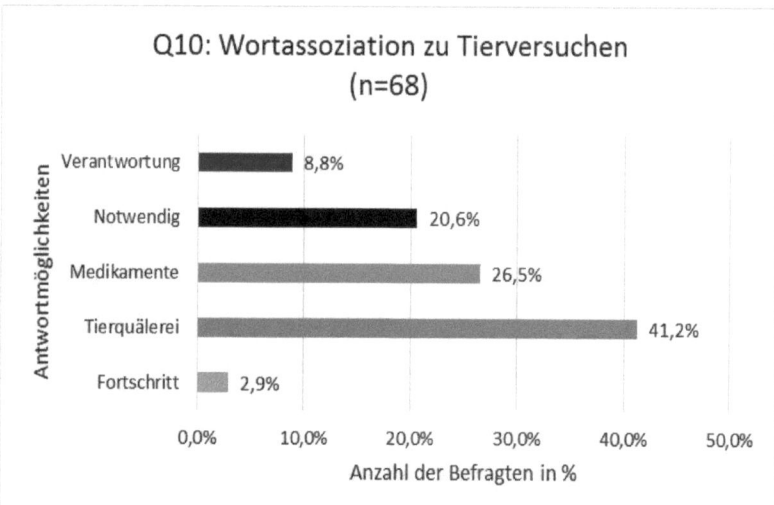

Abbildung 13: Q10: Wortassoziation zu Tierversuchen
Quelle: Eigendarstellung in Anlehnung der Daten aus der Umfrage „Gesellschaftlicher Stellenwert von Tierversuchen".

Die Frage Q10 soll zum Schluss ein Schlagwort zu Tierversuchen aufführen, welches die Teilnehmer damit in Verbindung bringen. Obwohl bei Q5 viele Teilnehmer Tierversuche für die Arzneimittelentwicklung für notwendig hielten, sind die meisten Umfrageteilnehmer der Meinung das Tierversuche eine Art der Tierquälerei ist. Der zweitgrößte Anteil der Umfrageteilnehmer bringt Tierversuche mit Medikamenten in Verbindung. Nur für einen sehr geringen Teil bedeuten Tierversuche eine Art Fortschritt. Dies stützt auch die These, dass Grundlagenforschung mit Tierversuchen keine wissenschaftliche Aussagekraft hat.

5 Schlussfolgerung in Thesen

Tierversuche haben in Deutschland einen schlechten Ruf. Das Problem ist, dass Tierversuche sich ethisch nicht rechtfertigen lassen aber dennoch einen Nutzen für die Menschheit haben. Obwohl sie in Bezug auf ihre wissenschaftliche Aussagekraft meist dem Zufall unterliegen, sind Tierversuche unter Wissenschaftlern eine anerkannte Methode um bestimmte Fragestellungen zu überprüfen und zu erklären. Dies liegt auch daran, dass Alternativmethoden keine große Beachtung geschenkt werden. In der EU Tierversuchsrichtlinie von 2010 wird den alternativen Methoden zu Tierversuchen wenig Aufmerksamkeit geschenkt, was auch von vielen Tierschutzorganisationen stark bemängelt wird. Der Gesetzgeber hat bis heute versäumt Richtlinien für alternative Versuchsmethoden beispielsweise zur Arzneimitteltestungen verbindlich von der Pharmaindustrie einzufordern. Wenn die Pharmaindustrie verpflichtet wäre für Arzneimittelzulassungen auf Tierversuche zu verzichten und stattdessen alternative Versuchsmethoden zu verwenden, würde, wäre dies ein enormer Schritt um die Anzahl von Tierversuche zu senken. Schwierig wird diese ganze Thematik dadurch, dass Tierversuche ein fundamentaler Bestandteil der Wissenschaft sind. Tierversuche haben sich soweit etabliert, dass man Versuchsergebnisse, die ohne Tierversuche produziert wurden, in bestimmten Branchen skeptisch gegenüber steht.

Ganz ohne Tierversuche geht es aber nicht. Einige der in dieser Hausarbeit vorgestellten alternativen Versuchsmethoden haben sich schon bewährt aber für viele Tierversuche gibt es noch keine zuverlässigen alternativen Methoden. Hier muss man sagen, dass dem Menschen keine einzige wirklich gute Methode, die ethisch unbedenklich, kostengünstig, durchführbar, aussagekräftig bzw. verlässlich ist, zur Verfügung steht. Hier stellen die Tierversuche von allen schlechten Methoden die beste Methode da.

Diese Hilflosigkeit und das menschliche Unvermögen eine bessere Methode parat zu haben entbindet nicht vor der Verantwortung, die der Mensch gegenüber seinen Mitlebewesen hat. Hier muss der Mensch eine Abwägung zwischen dem leid des Versuchstiers und dem eigenen Nutzen treffen. Er ist auch dazu verpflichtet sich nach und nach von den Tierversuchen zu distanzieren und bessere alternative Methoden zu etablieren. Es sollte allen bewusst sein, dass Tierversuche nie zum Goldstandard zählen können.

Was die Grausamkeit der Tierversuche angeht ist diese unumstritten. Jedoch wird durch einige Tierschutzorganisationen ein übertrieben negatives Bild der Tierversuche versucht zu erzeugen. Diese Tierschutzvereine zeigen öffentlich wirksam extreme Tierversuche, die zum Teil 2014 schon längst vom Gesetzgeber verboten wurden bzw. extreme Tierversuche die für den Großteil der Tierversuche nicht repräsentativ sind. Mit diesen Kampagnen wird eher eine populistische Diskussion geführt, die eindimensional ist und über das Ziel hinausschießt. Wir müssen uns von Tierversuchen distanzieren aber nicht um jeden Preis. Die Arzneimittelindustrie kann durch ihre Produkte Leben retten, diese Tatsache sollte nicht außer Acht gelassen werden. Anders sieht es bei der Kosmetikindustrie aus. Diese dient primär nicht dazu Leben zu retten. Ihr Hauptziel ist es Luxusartikel zu produzieren. In Deutschland wurde 1998 das Verbot eingeführt Kosmetika an lebenden Tieren zu testen. 2004 ist dieses Verbot EU-weit ausgedehnt worden. Dies war grundsätzlich ein richtiger Schritt in die richtige Richtung. Die Folgen dieser Verbote waren aber, dass die Kosmetikindustrie ihre Forschung ins EU Ausland verlagerte. Seit dem 11.03.2013 ist in der EU ein Gesetz in Kraft getreten, welches den Verkauf von Kosmetika verbietet, die durch Tierversuche getestet wurden. Dies war endlich der notwendige Schritt, der schon lange überfällig war.

Darstellungsverzeichnis

Abkürzungsverzeichnis

BfR	Bundesinstituts für Risikobewertung
Bsp.	Beispiel
Etc.	Et cetera
HET-CAM	Hühnerei-Test an der Chorion-Allantois-Membran
RFH	Rheinische Fachhochschule Köln
SOP	Standard Operating Procedure
Usw.	Und so wieter
Z.B.	Zum Beispiel
ZEBET	Zentralstelle zur Erfassung und Bewertung von Ersatz- und Ergänzungsmethoden zum Tierversuch

Literatur- und Quellenverzeichnis

Anne Peters, (2012), Rechtsgutachten zu verschiedenen Fragen im Zusammenhang mit der EU Tierversuchsrichtlinie

Ärzte gegen Tierversuche e.V.,

http://www.aerzte-gegen-tierversuche.de/infos/allgemein/22-tierversuchsstatistik-2009, Letzter Zugriff am 25.01.2014

https://aerzte-gegen-tierversuche.de/index.php?option=com_content&view=article&id=178:das-tierschutzgesetz&catid=1:allgemein&Itemid=6, Letzter Zugriff am 25.01.2014

http://www.aerzte-gegen-tierversuche.de/infos/kosmetik-chemikalien/118-kosmetik-und-tierversuche, Letzter Zugriff am 25.01.2014

Buch Mose, Kapitel 1, Vers 28

Bentham, (1780), Kapitel 17 §1

Bundesministerium für Ernährung und Landwirtschaft, (2012), Versuchstierzahlen 2012,

http://www.bmelv.de/DE/Landwirtschaft/Tier/Tierschutz/_texte/Versuchstierzahlen2012.html, Letzter Zugriff am 25.01.2014

Corina Gericke, (2011), Was Sie schon immer über Tierversuche wissen wollten: Ein Blick hinter die Kulissen

Deutscher Tierschutzbund E.V.,

http://www.tierschutzbund.de/botox.html

Deutsches Referenzzentrum für Ethik in den Biowissenschaften,

http://www.drze.de/im-blickpunkt/tierversuche-in-der-forschung/module/3r-prinzip-von-russel-und-burch, Letzter Zugriff am 26.01.2014

http://www.drze.de/im-blickpunkt/tierversuche-in-der-forschung/module/menschenaffen, Letzter Zugriff am 05.03.2014

Max-Planck-Gesellschaft, https://www.mpg.de/243276/Zahlen, Letzter Zugriff am 25.01.2014

Tierschutzgesetz (2013), (TierSchG), §1 Grundsatz

Tom Regan, (1983), The Case for Animal Rights

Richtlinie 2010/63/EU, (2010), Richtlinie des europäischen Palaments und des Rates vom 22. September 2010

Richtlinie 2003/15/EC, (2003), Richtlinie des europäischen Palaments und des Rates vom 11. März 2003

Statistisches Bundesamt Wiesbaden,

https://www.destatis.de/DE/PresseService/Presse/Pressemitteilungen/2010/11/PD10_4
39_232.html , Letzter Zugriff am 09.02.2014

Ursula Wolf, (2008), Texte zur Tierethik, [Sekundarliteratur]

Umwelt Bundesamt,

http://www.reach-info.de/index.htm, Letzter Zugriff am 25.01.2014

Winfried Ahne, (2007), Tierversuche: Im Spannungsfeld von Praxis und Bioethik

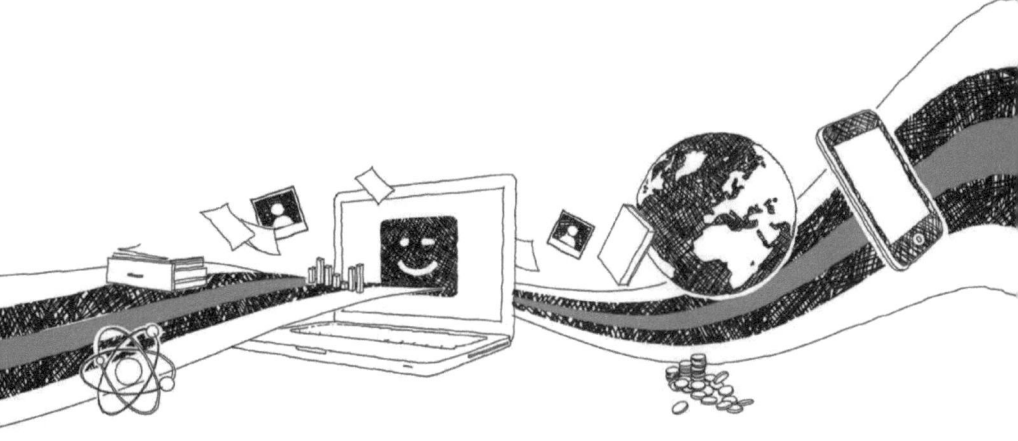
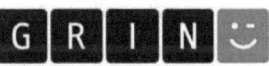